AF319233

DE LA
GENÈSE DU CHOLÉRA DANS L'INDE

ET DE

SON MODE D'ORIGINE

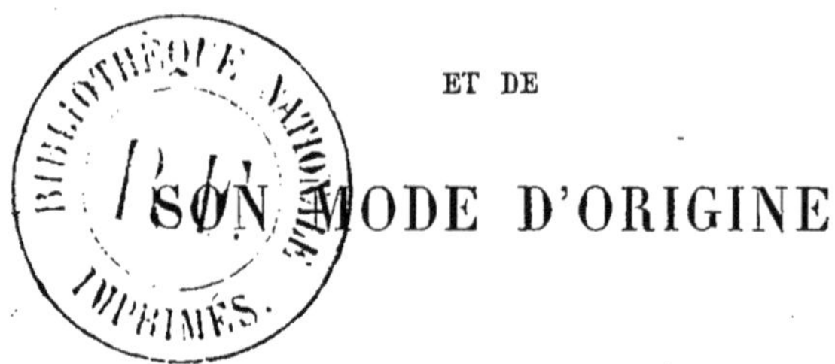

PAR

J.-D. THOLOZAN

Membre correspondant de l'Académie de médecine de Paris

LECTURE FAITE A L'ACADÉMIE DE MÉDECINE DE PARIS
LE 22 JUIN 1875

PARIS

G. MASSON, ÉDITEUR

LIBRAIRE DE L'ACADÉMIE DE MÉDECINE

PLACE DE L'ÉCOLE-DE-MÉDECINE

1875

DE LA

GENÈSE DU CHOLÉRA DANS L'INDE

ET DE

SON MODE D'ORIGINE

M. Tholozan : Messieurs, la question que je vais examiner ici a cela de particulier que, de quelque façon qu'on la résolve, elle éclairera toujours le problème de la production du choléra, production sur laquelle on a si peu de documents positifs.

Rassemblons des faits pour nous donner des idées, a dit Buffon. On en a rassemblés beaucoup à propos de l'étiologie du choléra; mais on a dû les mal étudier ou les mal interpréter puisqu'il nous est si difficile aujourd'hui de nous entendre sur les questions suivantes : Qu'est-ce qu'une épidémie cholérique. Combien y a-t-il eu en Europe de grandes épidémies cholériques? Qu'est-ce que c'est qu'une épidémie primitive et une épidémie secondaire?

La brochure que j'ai publiée en 1870, sous le titre de *Origine nouvelle du choléra asiatique*, a eu la bonne fortune d'appeler dans ces dernières années l'attention sur le mode de développement du choléra en Europe. L'Académie se rappelle sans doute qu'en 1868 on croyait généralement que le choléra indien était stérile sur notre continent, c'est-à-dire que des épidémies générales ne pouvaient pas y débuter même d'une manière secondaire. Le point d'émergence de l'épidémie de 1852-56 n'était pas déterminé, et tandis que les uns faisaient venir ce fléau directement de la Perse, d'autres le faisaient venir d'Amérique. Je crois avoir apporté quelque lumière sur ce sujet et avoir comblé ainsi une lacune qui existait dans la science. Depuis lors mon attention ne s'est pas détournée de cette importante question et j'ai recherché les points d'émergence des autres grandes épidémies cholériques qui ont parcouru notre continent en 1831-32, en 1847-49, en 1865-66, en 1869-73. J'ai trouvé ainsi que sur les cinq épidémies cholériques qui ont envahi toute l'Europe, aucune ne vint directement de l'Inde. Deux de ces épidémies ont leur point d'émergence, en Europe, deux en Perse, une en Arabie. Au lieu de me demander comment je suis arrivé à ces résultats et sur quelles preuves je les appuie, on me répond (je ne veux pas répéter ici les termes peu courtois de la critique) qu'en fin de compte toutes les épidémies cholériques viennent de l'Inde, que c'est une vérité reconnue et qu'il n'y a pas à insister davantage sur un sujet qui n'éclaire en rien l'étiologie ni la prophylaxie du fléau indien. Je suis d'un avis contraire, et si j'ai persisté dans ces recherches, c'est que je suis bien convaincu que j'ai touché là au véritable problème de l'origine du choléra. Peut-être me serais-je détourné aujourd'hui de cette marche et aurais-je choisi un autre point de la doctrine du choléra à exposer à cette tribune, si je n'avais eu le pressentiment que l'Académie voudra bien écouter une fois avec sa bienveillante attention les réflexions que je vais lui présenter sur un sujet qui m'occupe depuis six années.

On se demande d'abord si la détermination du point d'émergence des épidémies cholériques est une chose importante à préciser. Un des membres de cette assemblée, et un de mes amis, écrivait ces jours passés : « Une épidémie c'est quelque » chose qui marche; or le lieu d'origine d'un mouvement c'est » le point d'où il est parti, comme le point de départ d'un voya- » geur, eût-il couché dans vingt hôtelleries, est toujours le lieu » d'où il s'est mis en route. » Cette comparaison pèche par un point essentiel : Le voyageur qui couche dans une hôtellerie y est toujours en chair et en os. Le choléra qui reparaît après un temps d'arrêt plus ou moins long, qu'est-il devenu pendant cette incubation ? Existe-t-il à l'état de germes ? Je le crois parce que c'est une théorie fort commode qui est adoptée par la majorité des contemporains; mais je n'en ai pas la preuve matérielle. C'est une hypothèse, c'est-à-dire un aveu tacite de notre ignorance. Du reste, où se trouvent ces germes pendant toute la période d'incubation, sont-ils dans le sol, dans l'eau, dans l'air, dans nos habitations ? On n'en sait rien. Comment a lieu leur réveil ? Est-ce par une force propre inhérente à leur substance, est-ce par une excitation produite par des agents extérieurs ? Ce réveil qui est la cause de l'épidémie nouvelle, par quelles lois est-il régi, de quelles propriétés relève-t-il ? Quel est le mystère de ce sommeil dans lequel tout disparaît, si ce n'est ce que nous croyons être des germes et ce qui est en effet quelque chose, germe, miasme, force ou principe ?

Deux voies différentes s'offraient à moi aujourd'hui pour l'étude de cette question. Dans l'une je me serais demandé si les points d'émergence ne sont pas les véritables points d'origine des épidémies. J'ai préféré prendre la seconde voie, celle qui m'a semblé plus directe et pénétrer davantage au fond de la question. Je dois donc examiner quel est le mode d'origine du choléra dans l'Inde. Il ne s'agit plus ici de prouver que les germes de ce fléau ne deviennent pas stériles en Europe. Je veux porter la recherche étiologique dans l'Inde même et me demander quelle est la nature des épidémies de ce pays. Les nombreuses manifestations du choléra dans l'Inde forment-elles des épidémies d'origine primitive ou bien des épidémies d'origine secondaire ? Sont-elles quelquefois de l'une et de l'autre catégorie ? Y a-t-il dans tous les cas un moyen de différencier ces espèces les unes des autres ? Mais avant, l'Académie me permettra de répondre en quelques mots aux observations de MM. Bonnafont et Briquet.

M. Bonnafont rappelle que dès 1853 il a noté que « les nom-
» breuses apparitions que le choléra a faites dans les différentes
» régions du continent, ainsi que sa marche irrégulière démon-
» traient qu'il a laissé dans les contrées où il a passé et dont le
» sol était le plus favorable à la conservation de ses miasmes, les
» steppes insalubres de Tartarie et de Crimée, les germes suffi-
» sants pour provoquer de nouvelles irruptions épidémiques »
(*Bulletin* du 11 mai 1875 et *Revue médicale* du 20 décembre 1853).
Je rends pleine justice à mon honorable collègue sous ce rapport; mais a-t-il précisé la date d'invasion et la marche des épidémies ainsi développées. Il ne le dit pas, et c'est en vain que j'ai parcouru à ce sujet l'article de la *Revue médicale* où se

trouve imprimé *in extenso* son discours. M. Bonnafont a ainsi indiqué dès 1853 la possibilité d'un fait; il ne nous en a pas démontré l'existence. Puisqu'il était sur la voie véritable de la solution dès 1853, pourquoi ne nous a-t-il pas fait voir à cette époque que le choléra de cette année venait du centre même de l'Europe. Il parle à cette date des steppes insalubres de Tartarie et de Crimée. Quel renseignement positif avait-il alors sur la pathologie de ces régions peu fréquentées. Connaissait-on en 1853 l'histoire du choléra dans ces pays? Si mon honorable collègue a des renseignements à ce sujet, je l'engage à les publier, car les épidémiologistes s'y intéressent; et, pour ma faible part, je n'hésiterai pas à mettre à profit, en les rapportant à leur auteur, les renseignements qu'il a pu rassembler.

Je suis redevable à M. Briquet de nombreuses obligations. Aurais-je songé à écrire sur le choléra sans lire d'abord la plume à la main son savant rapport? Parmi les faits nouveaux et curieux que j'y ai notés, il y a la question de l'incubation des germes cholériques, celle de leur hibernation. On y trouve à ce sujet des remarques importantes, et personne avant le rapport de l'Académie n'avait peut-être autant insisté sur ce point capital. Il y a beaucoup à dire sur l'incubation des maladies épidémiques; je veux parler de l'état d'inactivité qui succède toujours au temps d'éruption. « Ce qui me paraît toujours plus » surprenant, disait Lind, c'est que non-seulement la petite » vérole et la peste, mais encore d'autres contagions diminuent » par degré de leur activité, après avoir déployé leur plus » grande fureur et cessent enfin entièrement. Se sont-elles épui- » sées elles-mêmes ou ont-elles épuisé leur sujet? » (Mémoire sur les fièvres et sur la contagion, 1780.) C'est là un problème obscur encore mais très-important, qui domine, comme on va le voir tout à l'heure, l'étiologie du choléra. Seulement, le savant rapporteur de l'Académie croit que cette incubation des germes cholériques, dans le sol ou ailleurs, est un fait particulier aux pays où il existe un hiver. Je ferai observer qu'en Mésopotamie et dans les régions de la Perse, dont le climat est analogue, l'incubation a lieu généralement pendant l'été torride, et les germes cholériques, s'il y a des germes, se réveillent en hiver. On ne peut donc pas appeler cela une hibernation.

Pour rentrer dans la question, je remarquerai qu'aucun des rapports de l'Académie, pas plus celui de M. Briquet que celui de M. Barth, n'indique le point d'émergence de l'épidémie de 1852-56. Les commissions académiques et leurs savants rapporteurs n'avaient pas à s'occuper de ce point de doctrine, puisqu'il était reconnu que la maladie n'avait pas débuté en France. Cela est une explication plus que suffisante de la réserve de M. Barth. M. Briquet n'a pas été aussi prudent, il me permettra de le faire observer avec toute l'estime que j'ai pour ses travaux. Il dit en effet : « La commission prétend que » toutes ces épidémies hors rang paraissent s'éteindre en hiver » pour reparaître au printemps et ainsi de suite; *mais finissent* » *toujours par cesser au bout de quelques années, après avoir été* » *graduellement en décroissance.* » (*Bulletin de l'Académie* du 11 mai 1875). C'est justement la théorie que j'ai combattue, je me trompe, que les faits rassemblés par moi ont combattue victorieusement. Ils ont montré en effet que le choléra indien n'est pas stérile en Europe, c'est-à-dire qu'il peut, une épidémie étant épuisée, non-seulement la renouveler une et même plusieurs fois dans la même localité; mais ce qui est bien autrement important, produire des épidémies générales, des pandémies dont le véritable point d'émergence est en Europe même.

J'arrive maintenant au sujet. Je ferai observer d'abord que la question de l'origine du choléra dans l'Inde est liée intimement à celle de l'origine du choléra en Europe. Si l'on veut avoir une vue complète du problème de la genèse de cette maladie et l'embrasser dans tout son ensemble, au lieu de le resserrer dans un coin étroit du temps et de l'espace, il faut l'envisager successivement sous ce double aspect. Je me suis beaucoup occupé depuis une dizaine d'années de i'histoire du choléra dans l'Inde. Dans les *Recherches sur l'antiquité du choléra dans ce pays*, recherches dont j'ai eu l'honneur de communiquer il y a sept ans les conclusions à l'Académie (7 juillet 1868), je disais : « Que le choléra dans l'Inde fut toujours, sous » le rapport pathologique, une maladie identique avec celle que » l'on observe aujourd'hui, et qu'il n'a offert depuis plusieurs » siècles d'autres différences symptomatiques que celles qu'on » rencontre dans toutes les autres maladies zymotiques. »

Ces modifications phénoménales des épidémies, à différentes époques, sont un des traits essentiels de leur histoire. Tous les pathologistes qui les ont étudiées ont pu les noter, car elles impriment toujours aux maladies un cachet spécial, quelquefois plus, quelquefois moins caractérisé. Ainsi, la première question à poser, celle de l'antiquité du choléra dans l'Inde et de son identité avec le choléra épidémique actuel est résolue contrairement à l'opinion de ceux qui veulent « qu'à partir de la grande » manifestation de 1817 dans l'Inde, le choléra apparaisse avec » un caractère qu'on ne lui connaissait pas ; qu'il devienne enva- » hissant, qu'il sorte de ses foyers habituels de l'Inde et qu'il » se propage au loin, » Dès 1868 je faisais remarquer que la contagion ou la transmissibilité d'une maladie ne devait jamais former son principal caractère pathognomonique à l'exclusion des autres symptômes. La variole, qui est endémique en Europe, ne devient pas une autre maladie quand elle envahit de grandes étendues de pays comme en 1870 et 1871. Affirmer dans les cas analogues que l'on a affaire à une maladie envahissante, ce n'est pas expliquer le phénomène si important et si terrible des épidémies générales, c'est remplacer une inconnue par un mot. Que l'on adopte les épithètes de contagieux, de transmissible, d'envahissant, je n'y vois aucun inconvénient ; mais, je le répète, on n'explique pas par là davantage le phénomène, puisque la maladie restant la même sous le rapport des symptômes, est quelquefois très-envahissante, quelquefois peu envahissante, quelquefois enfin elle ne forme que des cas sporadiques qui ne semblent doués d'aucune faculté de propagation. Les mots adoptés expliquent-ils le mécanisme de ces transformations diverses du fléau ? Aucunement ; ils ne sont que des mots formant hypothèse, et comme je disais tout à l'heure, d'après une belle expression de Faraday, des aveux tacites de notre ignorance. En disant choléra envahissant on ne dit rien de spécifique, puisque ce caractère n'est pas constant. Ce n'est pas par des mots que le problème s'éclaircira ; c'est par des recherches susceptibles de montrer quelles sont les causes qui font varier le degré de l'épidémie ou de la contagion.

Il faut bien se rappeler que souvent le choléra n'est pas en-

vahissant; il ne l'est pas plus souvent dans l'Inde qu'en Europe;
il ne le devient que dans les cas où la cause inconnue de l'épidémicité ou de la contagion, ou plutôt quand ces deux modes
d'activité, qui sont souvent connexes, se développent. On ne
sait rien, je le répète, de la nature de cette cause, qui nous est
aussi cachée que celle de toutes les autres maladies spécifiques
contagieuses. Raisonner sur un principe aussi inconnu dans
son essence que complexe dans ses propriétés exige une grande
prudence et une grande connaissance des faits épidémiolo-
giques.

Ainsi, voilà deux premiers points établis : 1° l'identité des
choléras des xvie, xviie et xviiie siècles dans l'Inde avec celui
du xixe siècle; 2° la variation excessive de la faculté de propagation du fléau à diverses époques, pendant tout ce laps de
temps donnant lieu tantôt à de grandes épidémies, presque
aussi grandes et aussi terribles que celle de 1817, tantôt à une
endémie persistante et à une multitude de petites épidémies et
d'épidémies régionales, comme cela se passe encore de nos
jours.

On se demande maintenant comment le choléra prend naissance dans l'Inde. Est-ce d'une manière primitive ou d'une manière secondaire? Sa cause est-elle engendrée *ab ovo* à chaque
épidémie ou à chaque série d'épidémies, ou bien ces grands
phénomènes sont-ils le produit de la révivification des germes
laissés dans le sol ou dans d'autres réceptacles lors des épidémies antérieures? On remarquera que je ne fais aucune théorie, je relate seulement les faits tels qu'ils sont consignés dans
l'histoire des siècles passés et dans celle de notre siècle. Arrivé
maintenant à l'explication de ces phénomènes, je suis obligé
de parler de cause spécifique, de germes, d'incubation. Ce sont
les termes admis pour expliquer les faits; je les prends tels que
je les trouve dans la science, et je ne leur donne aucune autre
valeur que celle qu'on leur reconnaît tous les jours. Je veux
examiner si la théorie existante est bien faite, si elle répond
aux besoins de la science, si elle résume tous les faits et est
conforme à toutes les analogies.

Il est admis que le choléra, quelque extraordinaires et quelque graves que soient ses manifestations, est une maladie

comme les autres. Il y en a de plus meurtrières, d'aussi rapide-
ment fatales; l'histoire rapporte des exemples d'épidémies tout
aussi funestes et aussi promptement envahissantes. A nos portes
frappent chaque jour des fléaux moins effrayants en apparence,
mais beaucoup plus dangereux par leur continuité et leur irré-
médiable fatalité. Le choléra est très-bien connu dans son pro-
cessus symptomatique et dans ses lésions anatomiques; on le
range dans le cadre pathologique à côté d'autres affections
analogues. Il se rapproche de ces maladies qui, comme la peste,
la fièvre jaune, la variole, la scarlatine, la rougeole, etc., ont
le fatal privilége de l'épidémicité et de la contagion à côté de
celui de l'endémicité. L'endémicité du choléra asiatique a cela
de particulier que comme celle de la peste et de la fièvre jaune,
elle est à notre époque inhérente à certaines régions assez cir-
conscrites. Est-ce là un caractère tel qu'il légitime pour ces
maladies le renversement de toutes les lois de la pathologie.
Non, sans doute : l'endémicité de certaines maladies dans des
régions particulières est un fait qui n'a qu'une signification
accessoire. La pathologie historique et géographique montre
que l'aire de cette endémicité est incessamment variable, et
que ces maladies sont un perpétuel travail de changement,
non-seulement sous le rapport symptomatique, mais aussi sous
le rapport géographique. On ne peut rien conclure de la zone
qu'elles occupent aujourd'hui à celles qu'elles posséderont
demain, ni à celle qui a formé leur domaine dans les siècles
passés.

Du reste, ce qui est contraire à tous les enseignements de l'histoire, seraient-elles irrévocablement condamnées à ne se montrer d'une manière constante que dans certains pays, cela n'est
pas un motif suffisant de leur donner un mode spécial de génération différent de celui que l'on reconnaît pour toutes les
autres maladies analogues. Quand l'aire d'endémicité de la peste
a subi ce retrait si remarquable et si digne d'étude qu'on a
observé dans la dernière moitié du XVIIe siècle et qui s'est con-
tinué dans le XVIIIe siècle et le XIXe siècle, cela a-t-il modifié
les conditions de genèse de ce fléau dans les lieux où il existait,
en restreignant de plus en plus son domaine?

Quelles sont donc les théories qui ont cours sur la genèse des maladies zymotiques? Nous venons de faire voir que par une induction bien légitime elles doivent s'appliquer aussi au choléra. Nos devanciers admettaient à ce sujet plusieurs explications qui ont disparu devant la théorie de la spécificité et celle des germes morbides. Personne n'oserait plus soutenir aujourd'hui que la rougeole, la scarlatine, la variole, sont le produit des agents climatériques ou des *ingesta* agissant soit directement, soit par suite d'une altération préalable des humeurs. Nous ne sommes plus à l'époque où parmi les maladies, les plus rares et les plus graves étaient attribuées à une influence diabolique, et les plus ordinaires à des causes communes. Tout le monde admet à propos des maladies épidémiques et contagieuses dont je viens de parler, l'intervention d'un agent spécial, qu'on l'appelle ferment, germe ou miasme, qu'on admette qu'il ait été créé de toutes pièces hors de l'organisme ou que primitivement il provienne du corps humain lui-même. Il y a plus, on est très-réservé quand il s'agit d'admettre la création spontanée de ces principes. On suppose que les maladies dont nous venons de parler se perpétuent par la révivification de germes existants, on parle très-peu de production *ab ovo* des germes, des ferments. Je ne veux ni attaquer, ni louer la théorie, je la prends telle qu'elle résulte de la lecture des beaux travaux qui ont illustré quelques-uns de nos compatriotes.

Pour le choléra, on admet aussi un principe spécifique du même ordre, on suppose même que hors de l'Inde il ne s'observe que par suite d'un transport et d'une introduction et de la révivification, soit dans les cas successifs d'une même épidémie, soit à la suite d'une incubation dans le sol ou ailleurs. Jusqu'ici tout coïncide dans la théorie des maladies zymotiques ordinaires et dans celle du choléra indien ; le seul point où il y a divergence c'est quand il s'agit de l'Inde. Là on est à la fois moins explicite et moins exigeant ; la question reste dans l'ombre, et dans les travaux les plus complets et les plus spéciaux dont j'ai pris connaissance, ceux de MM. Macnamara et de Bryden, par exemple, on emploie le terme vague de reproduction, ou bien on suppose que chaque année il y a une émission nouvelle de principes cholériques. Pourquoi cette dérogation à la règle ? Parce que les deux théories exclusives (contagionniste et anticontagionniste de nos jours) s'accommodent mieux d'un choléra créé dans l'Inde chaque année ou à chaque série épidémique que d'un choléra à germes spécifiques fixes et une fois créés. J'ai fait voir qu'on avait cherché à prouver que le choléra de 1817 était le premier choléra envahissant. On ne dit pas si c'est toujours la même semence qui se montre dans l'Inde depuis 1817, ou bien s'il y a eu depuis lors des créations successives *ab ovo*. On laisse ce point dans le doute. Il faut bien cependant s'expliquer à ce sujet. On est très-sévère en Europe pour la classification des épidémies cholériques en épidémies secondaires et en épidémies primitives; pourquoi ne porte-t-on pas cette recherche dans l'Inde ?

Est-il donc possible qu'il soit d'un intérêt si capital (au point de vue de la science pure qui est le seul qui m'ait occupé) de classer les épidémies cholériques d'Europe suivant leur origine primitive ou secondaire, de telle façon qu'on refuse aux dernières le titre d'épidémie, tandis qu'en même temps on considère comme indifférente la solution de ce problème pour l'Inde? N'y a-t-il pas là un désaccord choquant qui ne peut s'expliquer que par des idées théoriques préconçues ? Je crois que l'on doit admettre et l'importance et l'opportunité de la question. N'y a-t-il pas quelquefois dans l'Inde comme en Europe des épidémies secondaires? Ou bien toutes les épidémies de l'Inde ne sont-elles pas comme celles d'Europe, des épidémies secondaires? Si la doctrine des contagionnistes exclusifs et en particulier celle des conférences de Constantinople et de Vienne est logique, il devrait y avoir dans l'Inde une production *ab ovo* incessante du principe morbide non plus régénéré et reproduit dans l'économie humaine, mais créé de toutes pièces dans le sol ou ailleurs. A chaque nouvelle production dans l'Inde il y aurait ou non émission au dehors. Alors on le voit, il n'y aurait dans l'Inde, en grande partie du moins, que des épidémies primitives. On se demande pourquoi cette exception à la règle? A-t-on quelque motif sérieux de changer à ce sujet la théorie générale des maladies zymotiques et de créer une exception si capitale pour l'Inde. Que l'on reconnaisse comme Gaskoin, moi, Macpherson et tant d'autres que la cause cholérique existe comme le choléra dans l'Inde de toute antiquité, ou bien que l'on admette avec Tytler et tous ceux qui l'ont suivi que le principe cholérique de même que le choléra envahissant a été créé de toutes pièces en 1817, cela ne change rien à la question. Il s'agit de décider si l'on admettra pour le choléra dans l'Inde un mode de production annuel *ab ovo*, ou bien si on le considérera là et dans nos pays comme le produit de la révivification de germes antérieurs, la seule différence pour nos pays étant que le levain primitif a été introduit de l'Inde.

Il m'est impossible de savoir dans quel sens l'Académie décidera cette question, si elle juge convenable de s'en occuper. Pour moi, après avoir beaucoup médité sur ce sujet, après avoir examiné un grand nombre de faits pour et contre, je ne suis plus dans le doute, je ne vois pas pourquoi on ferait de l'Inde dans l'état actuel de la pathologie, un pays à part aujourd'hui ; pourquoi on le doterait de la faculté de production perpétuelle des germes, quand on trouve dans la chaîne non interrompue de ses cas de choléra une raison suffisante pour expliquer les récidives sans nombre de la maladie, et dans la longue continuation de l'endémie, la raison d'être des épidémies successives. De quel côté que l'on opine, la question de l'origine du choléra y est intéressée et c'est pour cela que j'ai abordé ici ce grand problème. Si l'on admet que les germes cholériques sont créés dans l'Inde, chaque année, ou à chaque grande épidémie, *ab ovo*, on s'expose aux objections suivantes : 1° Pourquoi cette dérogation à la théorie générale des germes morbides spécifiques. 2° Puisque les germes sont créés à chaque grande épidémie dans l'Inde, l'incubation n'existe donc pas, elle est un mythe, pourquoi l'admettre en Europe pour expliquer les petites et les grandes épidémies comme celles de 1852-56 et de 1869-73 qui ont eu leur début sur notre continent. — D'un autre côté, si l'on admet, comme je pense qu'on doit le faire, pour être d'accord avec la théorie générale des maladies, que les germes cholériques dans l'Inde sont comme ceux de la scarlatine, de la variole, de la fièvre typhoïde, de la rougeole ; qu'ils ne sont pas créés de toute pièce à chaque nouvelle épidémie, alors la classification des épidémies cholériques va être grandement simplifiée, toutes les discussions interminables sur l'origine primitive et secondaire des épidémies cesseront et le dénombrement de ces grands phénomènes pourra se faire d'une manière rationnelle et régulière. On verra clair alors dans ce sujet, et on reconnaîtra, qu'en l'absence de toute notion positive sur le mode d'origine du choléra dans l'Inde, c'est faire une pétition de principes que de gratifier le choléra d'une genèse différente des autres maladies analogues.

En y réfléchissant bien on trouve que c'est là l'origine de l'obscurité qui planait sur cette question. Une fois ce point de doctrine rectifié tout s'explique facilement : il n'y a plus dans l'Inde même d'épidémie primitive depuis celle des temps anciens qui suivit la création du germe cholérique ou qui l'a produit elle-même spontanément. Toutes les épidémies de ce pays sont des épidémies secondaires comme celles des autres contrées. Le choléra indien que j'ai démontré ne pas être stérile en Europe ne sera plus stérile dans sa patrie, sur son sol originaire comme on le supposait implicitement. Il rentre ainsi sous les lois de la pathologie générale et de la logique naturelle. On en fait ainsi encore sans doute un fléau particulier à l'Inde, mais ce n'est qu'au point de vue de sa persistance dans ce pays par suite de sa continuelle germination, ce n'est plus à celui de sa formation de toutes pièces. A moins d'admettre cette formation pour l'Europe, rien ne nous autorise à l'admettre pour l'Inde contrairement à toutes les analogies. Le choléra serait-il par hasard spécifique seulement hors de l'Inde et le produit de causes banales dans l'Inde ?

Mes adversaires n'admettent sans doute pas mes idées, d'abord parce qu'elles viennent de moi. D'autres m'en contesteront la priorité. On peut soutenir toutes les causes, l'essentiel est de les gagner devant la science et la vérité. Je soutiens que mes opposants forment sans motifs suffisants et sans preuves à l'appui un système pathologique à part pour le choléra, en supposant gratuitement que les épidémies d'Europe sont des épidémies secondaires, ce qui implique nécessairement la croyance à une épidémie ou aux épidémies primitives de l'Inde. Pour établir sur la base solide de l'observation et des faits l'émergence des épidémies cholériques en Europe, on est sans doute obligé d'accepter jusqu'à nouvel ordre la théorie de leur origine secondaire, or cette théorie amène directement et forcément à admettre l'origine primitive du choléra de l'Inde.

On trouve quelquefois dans la science des données ou des croyances qui viennent de très-loin et qui y ont pris droit de domicile sans que personne s'en soit douté.

Cette contagion intellectuelle filtre lentement dans les meilleurs cerveaux. Elle y produit, comme l'a dit un grand critique, « des notions qui ne sont pas très-clarifiées ni élaborées, mais » qui sont très-acquises et très-fixes ». Beaucoup d'esprits, quand ils ont une fois pris à cœur ces idées, ne peuvent jamais s'en défaire. Il n'y a pas de meilleur exemple de ce fait que la croyance que je viens de combattre sur l'origine primitive des épidémies de choléra dans l'Inde exclusivement. Parce que le mal y a été créé jadis, on a cru qu'il devait s'y créer perpétuellement et là seulement. Je sais que je ne déracinerai pas complétement ce préjugé. Je veux cependant essayer encore une fois de faire pénétrer la vérité au sein même de la question et de la débarrasser du voile qui l'obscurcit.

Je choisirai pour cela un exemple, « les exemples, disait » Voltaire, prouvent mieux que les définitions ». Je prends la loi fondamentale de la théorie que je combats, elle s'énonce ainsi :

« Jamais on n'a vu une épidémie de choléra développée *pri-* » *mitivement* sur un point quelconque de l'Europe devenir » l'origine, le foyer propagateur d'une épidémie envahissante. » Cette proposition sonne bien, elle est d'un grand effet, je m'y suis laissé prendre pendant longtemps comme beaucoup d'autres. Après mûre réflexion j'ai découvert cependant que sous l'artifice de ce langage se cache une donnée fausse, introduite là sans qu'on s'en soit douté. C'est cette donnée fausse, celle de l'*origine primitive* des épidémies, mise ainsi en opposition avec leur *origine secondaire* qui frelate tous les résultats. Pour admettre la possibilité d'une origine primitive du choléra en Europe de nos jours, il faudrait être bien sûr que dans l'Inde les choses se passent au moins quelquefois ainsi. Si je démontre qu'il y a impossibilité de prouver que le choléra dans les temps modernes ait eu une origine primitive dans l'Inde, si je le démontre à l'aide des mêmes arguments que mes adversaires appliquent à l'Europe, il n'y aura plus rien d'étonnant à ce que que le fléau ne naisse jamais spontanément en Europe.

Après plus d'un demi-siècle d'observation, après les immenses documents rassemblés par le gouvernement anglais, documents que j'ai pu connaître dans leur ensemble grâce à la bienveillante attention de la commission sanitaire de l'Inde qui les a mis tous à ma disposition en 1873, après tous ces travaux qui honorent tant les médecins qui les ont exécutés et la nation qui les a fait entreprendre et publier, malgré tous ces efforts on se demande encore s'il y a dans l'Inde des épidémies primitives ou des épidémies secondaires. Si le théorème n'est pas prouvé, je le répète, je n'ai pas la prétention de l'avoir prouvé pour tout le monde, il est du moins posé maintenant à son véritable point de vue, celui d'une question à résoudre. Que devient alors la loi fondamentale de la conférence de Constantinople que je viens de citer? Elle est vraie non-seulement pour l'Europe mais elle peut être vraie aussi pour l'Inde elle-même. En effet, tous ceux qui soutiennent pour le moment comme moi qu'il n'y a pas dans l'Inde d'épidémie primitive de choléra, peuvent dire de l'Inde ce que mes adversaires disent de l'Europe : « Ja-
» mais on ne voit ou même jamais on n'a vu à proprement parler,
» une épidémie de choléra développée *primitivement* sur un point
» quelconque de l'Inde y devenir l'origine, le foyer propagateur
» d'une épidémie envahissante. » Que l'on m'indique l'époque du début et le lieu de naissance de cette prétendue épidémie primitive de l'Inde, et je me fais fort de démontrer qu'elle se relie par une traînée de cas ou par une incubation plus ou moins longue à une épidémie antérieure.

Comme il est incontestable qu'un grand nombre d'épidémies envahissantes sont parties de l'Inde, je pourrais donc dire qu'il n'y a dans l'Inde, depuis les temps connus, que les épidémies secondaires qui produisent les épidémies envahissantes. — Cela n'a pas besoin d'être démontré, du moment qu'il n'y a plus dans l'Inde que des épidémies secondaires.

S'il fallait que les germes morbides soient primitifs pour produire de grandes épidémies, nous serions débarrassés de bien des fléaux, entre autres de la variole, de la diphthérite, de la scarlatine, de la rougeole, etc., etc. J'ai prouvé que les germes cholériques, secondaires en Europe (puisqu'il faut encore se servir de ce terme), avaient produit deux grandes épidémies sur cinq, et dans ces deux épidémies, celle de 1852-56, la plus grande de toutes. Aujourd'hui j'ai rendu ma démonstration plus complète, en prouvant que dans l'Inde même, il n'y a pas ou il n'y a plus depuis bien longtemps de ces épidémies primitives auxquelles on réservait le privilége de produire des germes envahissants.

Il n'y là que des épidémies secondaires comme en Europe. Le sujet se simplifie alors singulièrement, le choléra rentre dans le cadre général des autres maladies, ce n'est plus une entité à part. Certaines parties de l'Inde deviennent, à une époque très-reculée de l'histoire, le centre d'une ou de plusieurs petites épidémies ou bien d'une endémie cholérique dont on ne connaît pas la cause précise; des épidémies y débutent au bout d'un certain temps qui, dépassant les limites ordinaires du fléau, le portent quelquefois dans le monde entier; les germes déposés dans l'Inde même s'y perpétuent par révivification après des incubations plus ou moins longues, comme les germes des maladies zymotiques dans nos pays. Après des temps d'arrêt ou d'affaiblissement, de longueur variable, l'action morbide se développe de nouveau, et ainsi de suite. D'autre part, en dehors de l'aire endémique, soit dans l'Inde, soit hors de l'Inde, les poussées épidémiques laissent aussi des germes qui, quelquefois stériles comme dans l'Inde, laissent périr avec eux la cause du mal, quelquefois fertiles comme dans leur pays natal, créent des foyers propagateurs aussi puissants que ceux des contrées arrosées par le Gange.

Ainsi, pour résumer en quelques mots ce premier argument, je démontre en 1870 que de grandes épidémies cholériques peuvent débuter et se développer en Europe. On cherche à amoindrir l'importance de cette démonstration en insistant sur le caractère secondaire de ces épidémies. Je reprends la question à ce point; j'admets complétement l'origine secondaire, que du reste j'avais dès le début non pas seulement admise, mais établie sur des faits positifs, conformes aux théories existantes. Je vais alors plus loin, et je me demande si dans l'Inde toutes les épidémies ne sont pas secondaires. Je ne dis

2

pas qu'elles le soient, je soutiens qu'elles doivent l'être, d'après la théorie de mes adversaires, et je me fais fort de le prouver avec les mêmes armes que celles qu'ils emploient pour démontrer que les épidémies d'Europe sont secondaires. Je fais voir ainsi qu'il ne pouvait y avoir en Europe, d'après ce système, que des épidémies secondaires, puisque l'Inde elle-même n'en a pas de primitives. Il est facile de reconnaître maintenant que l'erreur de mes adversaires vient de ce qu'ils admettent comme chose complétement prouvée l'origine secondaire du choléra asiatique en Europe, et qu'ils le démontrent à l'aide d'arguments avec lesquels on prouve avec la plus grande clarté qu'il n'y a dans l'Inde aussi que des épidémies secondaires.

Messieurs, il n'a pas été question dans l'exposé que je viens de faire des mesures sanitaires à prendre contre le choléra. Je n'avais pas à en parler. Dans tout ce que j'ai écrit sur le choléra dans ces dernières années, je n'ai préjugé en rien la question des moyens prophylactiques à employer contre ce fléau. Je me suis toujours montré en cela partisan du système de la contagion, que je crois être sinon toujours le plus intelligent, du moins le plus prudent. Je ne crois pas que dans un sujet purement scientifique, comme celui que je discute ici, on puisse avec avantage faire intervenir la pratique. Telle est ma réponse à mon honoré et savant collègue M. Bouley. Il sait comme moi que l'art et la science diffèrent. « L'objet de la » science est la connaissance, l'objet de l'art est l'exécution et » le travail. Dans l'art, la vérité est un moyen pour arriver à une fin ; dans la science, c'est la seule fin. » Il y a donc une grande différence entre les poursuites de la science sanitaire et celles de l'épidémiologie. Je suis convaincu que le principal motif qui a entravé dans les dix dernières années l'étude scientifique du choléra, c'est l'introduction dans ce sujet des doctrines utilitaires. On s'est laissé entraîner à ce courant qui a détourné bien des esprits de la vraie voie, et bien des signes démontrent aujourd'hui que l'on a fait fausse route.

Je tiens à constater cependant que je n'ai pas fait une critique destructive ; j'ai fait une critique constructive. J'ai sauvé l'existence des épidémies cholériques, phénomènes aussi distincts les uns des autres que les lunaisons. Ces épidémies étaient

en train de disparaître non pas du monde malheureusement,
mais seulement des fastes chronologiques. Elles auraient toutes
disparu, comme celles de 1852, derrière des appellations
nouvelles. Bientôt on aurait été obligé de rallier toutes les
épidémies cholériques d'Europe les unes aux autres, depuis le
commencement jusqu'à la fin, et cela parce que je pouvais
prouver que les épidémies de 1831, de 1847, de 1865, ne vin-
rent pas directement de l'Inde, et que la théorie de mes adversaires veut qu'il n'y ait d'épidémies cholériques distinctes que
celles qui viennent directement de l'Inde, toutes les autres
n'étant que des recrudescences ou des épidémies de seconde
main. Il y a plus ; l'Inde elle-même, qui est sans doute la patrie
des véritables épidémies cholériques, ne présentant plus des
épidémies de première main, n'aurait eu, suivant la nouvelle
doctrine, que des *retours offensifs*.

La science aurait-elle gagné quelque chose à faire ainsi table
rase de toutes les épidémies cholériques? J'ai démontré qu'elle
n'avait qu'à y perdre. Quant au système sanitaire, y trouvait-il
quelque profit? Rien qu'un vain mot; je ne dirai pas un sub-
terfuge, mais une échappatoire, et afin que l'Académie ne puisse
pas penser que cette expression soit exagérée, je vais en donner
ici un exemple bien frappant qui s'est passé à la conférence
sanitaire de Vienne :

M. le docteur Dickson, délégué de l'Angleterre, dans un discours sur les efforts faits par son gouvernement pour éteindre
le choléra dans l'Inde, avait émis la remarque fort juste que la
Russie était devenue un immense champ contaminé par le
choléra qui menaçait de là toute l'Europe. Il faisait observer
qu'au lieu de demander à la Russie des mesures de préserva-
tion, comme la conférence de Constantinople l'avait fait pour
l'Inde, la conférence de Vienne proposait tout simplement
d'ouvrir les voies au fléau. A ces réflexions fort sensées, sinon
fort sages, M. Lenz, délégué de la Russie, répondit dans les
termes suivants : « S'il est vrai que la Russie soit maintenant
» le foyer du choléra, la conférence de Vienne s'est chargée
» elle-même de répondre au docteur Dickson, par la résolution
» adoptée que le choléra vient toujours de l'Inde. »

L'exemple que je viens de citer prouve l'inconvénient de se

payer de mots et d'opinions toutes faites. Ainsi donc, par suite de l'extension abusive donnée à cette maxime si juste et si généralement reconnue que le choléra vient de l'Inde, nous n'aurions rien à faire pour en préserver les autres, quand il est chez nous en Europe, et nous chargerions en définitive l'Inde du soin de lui opposer chez elle des barrières ou des mesures reconnues impuissantes en Occident. Je sais bien que telle n'est pas au fond la pensée du gouvernement russe, ni celle du médecin éminent qui a la direction du service médical de l'empire. Mais si l'on prend à la lettre les résolutions des conférences de Constantinople et de Vienne, on arrive en définitive, comme l'a déclaré formellement M. Lenz, à charger le gouvernement anglais du soin de préserver le monde entier. Et bien, je dois le dire ici hautement en l'honneur du gouvernement anglais, il n'a pas reculé devant cette tâche immense. « Nous ne répudions » pas cette œuvre gigantesque, » dit avec un grand cœur W. Farr, dans son *Histoire du choléra de* 1866. Depuis plus de dix années, nos confrères de l'Inde, aidés par l'administration la plus libérale et la plus éclairée, ont cherché à combattre le fléau par les mesures restrictives, et surtout par les moyens prophylactiques. Ont-ils obtenu des résultats dans ces deux directions? Si nous ouvrons les derniers rapports du docteur Cunningham, chef du service sanitaire, qui est non-seulement un hygiéniste consommé, mais avant tout un homme de science, nous voyons que les mesures restrictives n'ont donné que des résultats douteux, et que les avantages n'en compensent pas les inconvénients. Quant aux moyens prophylactiques proprement dits, ils sont à l'étude, sur la plus vaste échelle, non-seulement sur l'armée, mais sur la population indigène elle-même, et les statistiques les plus complètes permettent de suivre chaque année les résultats obtenus.

Arrivera-t-on ainsi à détruire les germes du choléra? C'est, je le reconnais, une bien grande et généreuse pensée que celle de M. le professeur Bouillaud à ce sujet. Je voudrais pouvoir partager sa confiance. Je suis d'avis d'essayer et d'essayer encore, en remettant toujours l'expérience en question. Peut-être le levain du choléra nous livrera-t-il plus vite ses secrets dans l'Inde que celui des autres maladies analogues chez nous? Mais quand je réfléchis aux nombreux travaux déjà effectués, à la complexité des questions à traiter, je ne puis m'empêcher d'être pris d'une grande réserve, et en face de cet important phénomène des épidémies qui se répète dans toutes à peu près avec les mêmes lois, je me demande si la connaissance de l'un de ces fléaux ne sera pas la connaissance de tous les autres, et si les efforts pour éclairer cette question ne doivent pas aussi bien venir de nous que des médecins de l'Inde anglaise. C'est pourquoi il serait bien à désirer que des études sérieuses fussent faites en Europe même sans idée préconçue, d'après un plan uniforme et avec le concours des différents gouvernements. Il faut bien se persuader que tous les travaux entrepris dans le but de soutenir un système sont des travaux sans valeur ; ils laissent la science stationnaire, s'ils ne la font pas reculer.

Quels plus grands exemples avons-nous de l'incertitude et du manque d'exactitude de nos propres observations que ceux que nous donne le triste spectacle des variations de l'opinion médicale sur le choléra dans le demi-siècle qui vient de s'écouler ? D'abord c'est une maladie exclusivement contagieuse et on lui oppose des barrières, des cordons sanitaires, des quarantaines, c'est en 1831 et 1832. Vingt années s'écoulent à peine que tout est changé ; c'est en 1848, la quarantaine est inefficace, et en 1851 la conférence sanitaire de Paris l'abroge en grande partie. L'épidémie de 1865 présente des exemples de transport de la maladie. On en trouve alors partout, même où il n'est pas prouvé qu'il y ait eu communication ; je m'explique, même là où l'on n'a pas pu saisir la filiation des faits comme en Angleterre en 1865 et 1866, comme à Paris en 1865, comme à Marseille, à Malte, à la Guadeloupe, dans cette même année, comme au Havre sous nos yeux en 1873, et comme dans mille autres localités. Dans l'Inde, même incertitude, mêmes changements dans l'opinion médicale suivant la fluctuation des doctrines du jour. De grands praticiens qui ont vécu pendant trente années dans ces métropoles du choléra qu'on appelle Calcutta et Bombay, Ranald Martin et Morehead par exemple, nient presque complétement la contagion du fléau. Aujourd'hui encore des hygiénistes et des statisticiens du plus grand mérite, tels que MM. Bryden et Cunningham, nient que la diffusion de la ma-

ladie hors de l'aire endémique soit explicable par la contagion ;
et pourtant, il y a quelques années seulement, sous l'influence
des décisions de la conférence de Constantinople un grand mouvement contagionniste s'était opéré dans l'Inde. Aujourd'hui il
est bien évident qu'un mouvement en sens inverse de l'opinion
médicale se prononce en Europe comme l'a démontré l'attitude
de plusieurs savants à la conférence de Vienne. En effet, dans
l'épidémie de 1869-73 comme dans les épidémies régionales
de 1834, 35, 37, les preuves de la contagion sont moins évi-
dentes, celles de l'épidémicité ressortent davantage. Cela doit
nous apprendre à tous que les propriétés du fléau sont susceptibles de variation, dont nous ne connaissons pas plus les causes
que celles des fluctuations des autres maladies zymotiques.

Parlerais-je d'un autre fait aussi saillant, celui des phénomènes
précurseurs des épidémies cholériques? Quoi de plus contra-
dictoire à ce sujet que les doctrines qui ont cours depuis 1832.
A cette époque on reconnaît partout ou presque partout la con-
stitution médicale préépidémique, en 1865 on ne la trouve pas
et on la nie.

Messieurs, complétement libre de toute attache et de tout
système, n'ayant étudié ces questions que dans le but de décou-
vrir la vérité pour moi-même, fort d'une conviction qui repose
sur des preuves authentiques, je tiens à déclarer ici dès aujour-
d'hui que tout juge impartial qui examinera à fond la question
hésitera avant de se prononcer sur l'absence de phénomènes
prodromiques de l'épidémie de 1865 dans toutes les localités.
Ce qu'il y a de positif et de hors de doute c'est que ces phénomènes se sont montrés dans quelques points d'une manière
évidente. Dans d'autres localités ils n'ont pas été observés ou
reconnus, ou bien ils n'ont pas existé. Les mêmes faits se produisent dans l'Inde. Il y a quelquefois dans ce pays des épidémies ou des séries d'épidémies qui semblent débuter d'emblée
et sans signes précurseurs. Il y en a d'autres dans lesquelles ces
phénomènes sont tellement marqués qu'il y a impossibilité de
les nier. Y a-t-il quelque chose d'étonnant à ces variations?
Ne sait-on pas qu'il n'y a rien de plus changeant que les constitutions médicales, et rien de plus compliqué que leur étude,
rien qui prête plus aux illusions, rien qui exige d'aussi bons

observateurs et de grands observateurs, ce qui est toujours une chose rare.

D'un autre côté le choléra est quelquefois tellement variable dans sa gravité, dans l'Inde, en Perse et ailleurs, que je ne vois rien d'étonnant à ce que des différences manifestes s'observent dans ce qu'on pourrait appeler son atmosphère pathologique. Voici quelques faits qui donneront une idée de ces différences d'intensité. Dans la Péninsule indienne, en 1829, la proportion des décès aux attaques était de 20 pour 100, en 1861 elle était de 64 pour 100. Ranald Martin fait voir que la forme relativement bénigne du choléra s'observait fréquemment à Calcutta de 1819 à 1824. Morehead observa surtout des choléras graves à Bombay de 1838 à 1856.

Enfin, messieurs, un grand fait nous a tous frappés, c'est celui de l'existence permanente du choléra indien chez nous au moins à l'état sporadique depuis 1832 si toutefois il n'existait pas avant cette époque. Je demande la permission de citer à ce sujet l'opinion de quelques écrivains fort estimés. En 1857 Grisolle écrivait : « Le choléra asiatique est endémique dans » l'Inde, ce n'est qu'accidentellement qu'on le voit en Europe. » Cependant, depuis l'épidémie de 1832, il n'est pas d'année où » nous n'en ayons rencontré plusieurs cas généralement bénins, » ce qui nous porterait à penser que le choléra asiatique est » une affection définitivement importée dans notre continent. »

En 1861, M. Woillez établissait : « que, comparé au choléra » épidémique, le choléra sporadique est habituellement beau- » coup moins grave dans sa forme comme dans sa terminaison. » Cependant la différence notée dans les symptômes est-elle » toujours bien réelle ? Il est difficile de l'admettre. Dans l'été » des dernières années on a pu observer dans les hôpitaux de » Paris quelques cas isolés de choléra, que l'on ne doit pas évi- » demment considérer comme épidémiques, et cependant plu- » sieurs en ont présenté tous les symptômes et entre autres la » cyanose et les évacuations caractéristiques. » A ces témoi- gnages je joindrai celui du doyen des grands praticiens de Londres, le docteur Watson, qui professait en 1843 « que le » choléra avait disparu comme maladie épidémique, que depuis » 1833 on n'en avait que peu entendu parler. Cependant, ajou-

» tait-il, nous osons à peine espérer que cette peste étrangère
» nous ait abandonnés, car nous avons eu de légères éclosions
» de cette maladie à Londres et aux environs, tous les étés à
» peu près depuis 1832. » — M. John Simon, directeur du service sanitaire du conseil privé d'Angleterre, auquel ses Rapports
hygiéniques et médicaux ont donné une grande position dans le
monde savant, écrivait en 1866 : « Il est aujourd'hui complé-
» tement incertain en pathologie s'il y a une différence essen-
» tielle entre le choléra qui donne la mort à un grand nombre
» de personnes à la fois et celui qui ne fait que des victimes iso-
» lées, en un mot entre le choléra épidémique et le choléra
» sporadique, le choléra asiatique et le choléra nostras. »

Aux citations que je viens de transcrire j'en pourrais ajouter
bien d'autres et surtout faire valoir l'opinion des grands maîtres
de notre science qui siégent dans cette enceinte, j'ai voulu ici
choisir tout exprès les noms des savants qui non-seulement n'ont
pas de parti pris dans la question de l'origine du choléra, mais
qui penchent du côté de la théorie purement contagionniste.
Tels sont les motifs qui m'ont fait écrire à mon éminent ami
Jules Guérin dans une lettre qu'il a spontanément lue à l'Académie que j'admettais tout à fait ses idées sur la similitude des
deux choléras.

A ce propos, je dois dire à M. le professeur Chauffard que je
n'ai pas été convaincu par son intéressant et brillant discours
sur la différence des deux choléras. Les preuves que j'ai ras-
semblées sur leur similitude sont très-nombreuses. Je n'ai ni le
temps ni l'occasion d'en parler, je ferai remarquer seulement
à mon éloquent confrère que si depuis 1867 ses idées sur la
genèse des épidémies ne se sont pas modifiées, nous ne sommes pas loin de nous entendre pour le choléra. J'ai trouvé en
effet dans son beau mémoire sur *la spontanéité et la spécificité
dans les maladies*, les pensées suivantes qu'il adopte : « Une
» même entité nosologique peut être ou n'être pas spécifique
» ou contagieuse, suivant l'intensité des circonstances occasion-
» nelles, suivant les conditions propres du terrain organique
» affecté et réagissant.» — « Les maladies saisonnières et endé-
» miques, quelque répandues qu'elles soient, demeurent dis-
» tinctes des épidémies ; elles ne deviennent épidémies, comme

» la grippe par exemple, qu'en prenant le caractère contagieux
» et spécifique. » — « L'état d'épidémie se montre propre sur-
» tout à développer la spécificité, il en exagère les caractères
» et amène à une puissance supérieure les conditions ordinaires
» des maladies, ou mieux peut-être, l'état d'épidémie résulte
» lui-même de l'intensité spécifique momentanée de certaines
» affections, il serait plutôt le signe que la cause de cette haute
» intensité. » J'avoue que je ne comprends pas pourquoi
M. Chauffard avec des idées aussi avancées et aussi nettes sur
le rôle de l'épidémicité et sur le mode de production des épidémies en général, s'éloigne si complétement quand il s'agit
du choléra épidémique, et je me demande comment il peut
mettre d'accord sa doctrine générale sur la genèse des épidémies avec la doctrine régnante sur la genèse du choléra asiatique. Le seul moyen de produire cet accord c'est celui qu'a
adopté notre savant confrère, la séparation complète, et dans
ma pensée arbitraire, des deux choléras.

M. Chauffard et toutes les personnes qui partagent sa manière de voir à ce sujet peuvent me demander à leur tour
comment je puis concilier la doctrine de l'identité des deux
choléras avec celle du transport des germes ou des principes
cholériques de l'Inde en Europe, sur laquelle je me suis souvent prononcé. — La question de la transmission du choléra a
été bien posée pour la première fois par M. Littré en 1831. —
« Le choléra a un point de départ, il gagne de proche en pro-
» che; il a une racine d'où il sort pour étendre de plus en plus
» ses ravages. » Si ce grand fait s'observait seulement pour les
maladies exotiques comme le choléra, on serait peut-être en
droit de faire des cas de choléra sporadique grave dont je par-
lais tout à l'heure une espèce tout à fait à part. Mais ce chemi-
nement, cette marche généralement progressive s'observe aussi
dans les épidémies de la plupart de nos maladies spécifiques
ou infectieuses autochtones. Celles-là présentent constamment
dans nos pays des cas sporadiques qui sont bien de la même
espèce que les cas épidémiques, je veux parler de la rougeole,
de la scarlatine, de la dysenterie, et pour être plus explicite
encore, de la variole.

La variole est sans doute une maladie contagieuse. Elle est

sans doute aussi, épidémique ou non, la même affection spécifique, puisqu'on peut l'inoculer et trouver, par la succession
non interrompue de cas semblables par génération continue
avec conservation des symptômes dans leur presque entière
inaltérabilité, la preuve la plus logique de l'identité de l'espèce.
Eh bien, quand cette maladie prend la forme épidémique
comme on l'a observé en Europe dans les dernières années,
elle a aussi son point de départ ; isolés ou multiples, ces foyers
se répandent de proche en proche. La maladie ne devient pas
épidémique en même temps partout, il y a une succession dans
le mouvement. Ce ne sont pas toutes les varioles sporadiques
qui produisent l'épidémie. Il n'y en a que quelques-unes et
celles de certaines localités qui paraissent avoir déterminé
l'éclosion des autres. La seule différence entre les épidémies
des maladies autochtones et celles de maladies exotiques, c'est
que les premières prennent leur origine dans nos pays de certains centres que l'on ne connaît pas encore et qui peut-être
ne sont pas susceptibles d'être précisés ; les secondes par cela
même qu'elles ne sont pas autochtones chez nous, n'en partent que rarement, presque jamais ; elles partent principale-
ment des lieux où l'endémicité permanente ou temporaire est
plus prononcée. L'endémicité du choléra asiatique dans nos
pays est un fait qu'il ne faut pas nier absolument. Elle existe
mais à un faible degré. Les cas sporadiques de choléra asiatique
qu'on rencontre en Europe sont très-rares et par le fait même
de leur rareté, il y a tout lieu d'espérer qu'ils ne créeront
pas d'épidémie cholérique. Que si cependant les épidémies
cholériques se répétaient en se prolongeant, il n'y aurait rien
d'extraordinaire à ce que la France ou l'Angleterre devinssent
dans certains points des foyers où le choléra se perpétuerait
pendant une longue série d'années, comme cela a eu lieu pour
la Perse, la Russie, certaines parties de l'Allemagne.

Pour créer les maladies spécifiques à l'état sporadique ou à
l'état épidémique, il faut une force, une influence. Cette cause,
nous ne la connaissons pas, et nous avons adopté l'hypothèse
d'un germe spécifique. La difficulté maintenant est de faire
entrer tous les faits dans cette théorie. Quand la scarlatine
sévissait à Londres en 1869, l'un des médecins de notre époque

qui s'occupe le plus de l'étude des maladies régnantes, qui les décrit avec le plus de précision et avec le moins de préoccupation théorique, M. Besnier disait : « Le germe contagieux de la » scarlatine est à Paris comme à Londres, mais à Paris il manque » en ce moment cette *influence épidémique* sans laquelle la con- » tagion se réduit à des proportions très-restreintes. » La théorie des germes spécifiques ne suffit donc pas, puisqu'on est obligé de recourir à l'influence épidémique pour expliquer la diversité des phénomènes. C'est une seconde hypothèse superposée à la première, et il faut donc ainsi pour expliquer les constitutions médicales et les épidémies, admettre la contagion et l'épidémicité. Ces deux mots ne correspondent très-probablement qu'à un seul et même fait ou qu'à une même série de phénomènes partant tous de la même source. Ces actes pathogéniques nous sont complétement cachés dans leur essence; nous ne pouvons les réunir dans une conception unique, parce que nous n'en connaissons pas le mécanisme, et nous sommes ainsi contraints d'admettre les deux hypothèses de la contagion et de l'épidémicité pour comprendre l'ensemble du développement des maladies.

Telle est la vérité capitale à laquelle je voulais arriver ici. L'hypothèse de la contagion exclusive conduit à un système étroit et impossible qui reste muet devant les faits et qui, ne pouvant pas les expliquer, les nie ou les passe sous silence. Il faut élargir cette doctrine. Je me demande s'il n'y a pas lieu de s'étonner qu'on soit obligé de plaider dans cette enceinte la cause de l'épidémicité. Comment a-t-on pu croire que par la contagion seule on pouvait rendre compte du développement du choléra? Cela paraîtrait sans doute bien extraordinaire à nos successeurs, si la même erreur ne se retrouvait pas dans l'histoire de notre art à toutes les époques où des maladies exotiques ou autochtones, prenant un grand développement, jettent l'effroi et la consternation partout, et font chercher, d'une manière presque automatique dans l'isolement, le moyen de les enrayer et de les détruire.

PARIS. — IMPRIMERIE DE E. MARTINET, RUE MIGNON, 2.

www.ingramcontent.com/pod-product-compliance
Ingram Content Group UK Ltd.
Pitfield, Milton Keynes, MK11 3LW, UK
UKHW021032120726
13693UKWH00005B/2294